生と死の瞬間

慈悲の医学に生きる

大木田 勝子
OHKIDA Katsuko

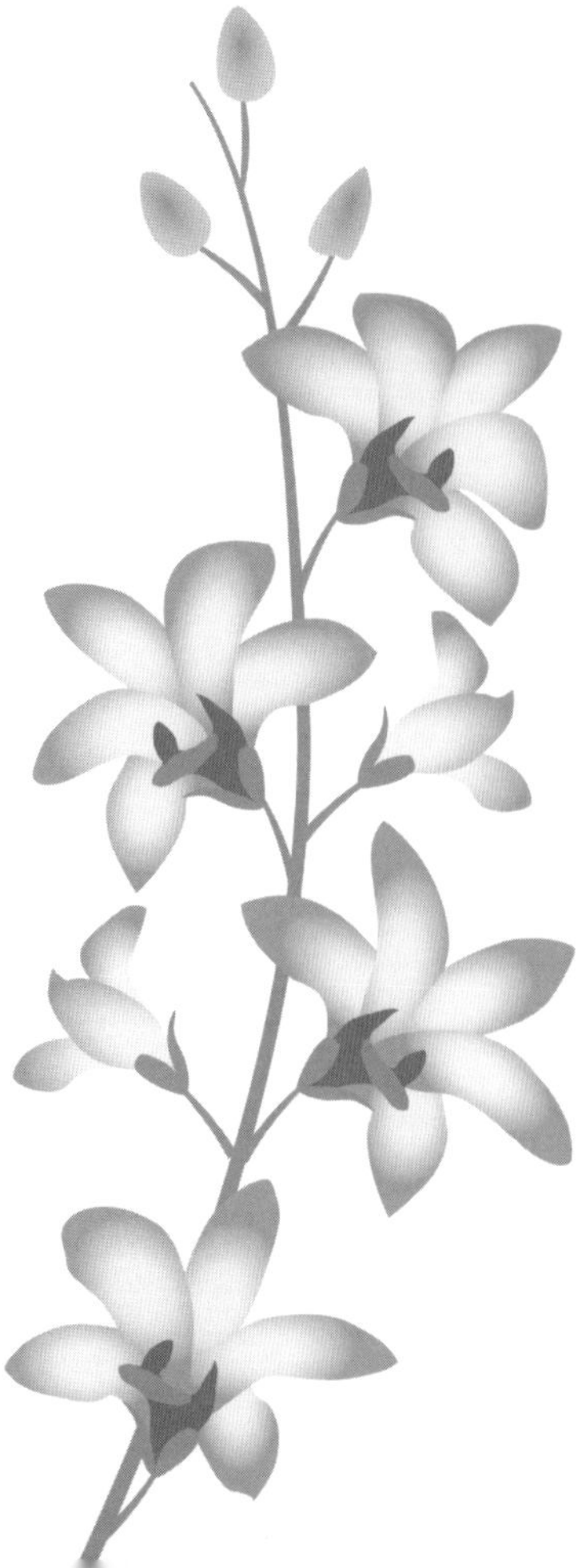

文芸社

目次

＊著作者が故人であることを考慮して、原則、執筆当時のデータや表現をそのまま使用しています。

第一章　私のあゆみ

一　ある少女との出会い

私が、その少女にあったのは、臨床講堂に急ぐ途中のうす暗い病室の前であった。思わず、はっと足をとめてその少女を見つめた。とてもかわいらしい日本人形のようなおかっぱの女の子で、うす暗い廊下が、一瞬、明るくなったような気さえしたからだ。

次にあったのは、それからしばらくして、ベッド・サイドティーチング（臨床実習）で整形外科の病室を訪れた時である。先輩につれられて、彼女の診察がはじまった。

美奈子、七才。

『左の腕を痛がるようになり、その部分が赤くはれるようになって、母親が病院へつれてきた。患部は赤く、はれあがり、局部熱感をともない、圧痛が強い。レントゲンをとると、骨に異常がみられ、骨腫瘍の診断で、即刻入院となり、左上肢を肩関節から離断するようにいわれ、手術を受けた。臨床、病理とともに骨肉腫の診断であった。術後の経過は良好で傷がなおり次第、義肢をつけるようになる』というのは先輩の説明であった。

こんなかわいらしい少女が、病気とはいえ片腕をなくすなんて、本当に気の毒で、かわいそうでたまらなかった。その上、ショックだったのは、以前みられたあの明るさがどこかへ行ってしまったからだった。

ベッド・サイドティーチングが終っても、しばしば彼女の病室を訪れ、少しずつ話をするようになった。彼女は、大学病院のそばの大きな青果店の娘で、小学校二年生。お勉強はあまり好きではないけれど、体操は大好きだったという美奈子ちゃん。片腕がなくなったことについては決してふれようとしない。が、傷がなおるにつれて、少しずつ明るさがもどってくるようであった。

やがて傷もいえて、退院した。病院の近くであったので、一～二度、同級生とともに、彼女の家へ遊びに行った。体も、ほとんど元気になった時、美奈子ちゃんをつれて、山下公園や、氷川丸へ遊びに行った。洋服をきると、肩関節離断のため、肩がおち、袖がブラブラしてしまう。それをスカートにはさんで歩く彼女を、すれ違う人は、時々ふりかえって見た。そのたびに、心の中で「美奈子ちゃん、ちっともおかしいことなんかないのよ。大きな手術をのりこえてきたあなただもの、がんばってね」と応援し、美奈子ちゃんを抱きかかえるようにして歩いた。氷川丸の食堂でジュースをのんで、「久しぶりに外へ出て疲れたなあ、でも楽しかった」と言ってくれた美奈子ちゃん。はじめての出会いから、半年近く経っていた。その後、試験などがあって、なかなか会えないでいるうちに、何か月かが経ってしまった。

久しぶりに訪れた彼女の家の中は暗く、重たい空気が一杯だった。美奈子ちゃんも小さくしぼんで暗い感じがした。お母さんの話によると美奈子ちゃんの肺に、腫瘍が転移し、もうあまり長くないと宣告されたとのことであった。片腕までなくしたのに、医者なんて信じられないと、母親は、〝おがみ屋〟と呼ばれている霊能者にたより今日も、おはらいに来てもらったばかりという。私の訪問もあまり喜ばない様子である。もう医者にかかるのはコリゴリという気持が話のなかから伝わってくる。そして、その日が、美奈子ちゃんとのお別れであった。人伝てにきくと、病院へもあまり、つれていってもらえなかった美奈子ちゃんは、おはらいやら、祈とうなどを毎日のように受けさせられ、苦しみつづけながら亡くなったという。医学の限界を知る思いで、彼女に何一つしてやれなかった私は、申し訳けなさでいっぱいであった。そして、ちょうど一年前の、同級生の死を思い出していた。

二　同級生との別れ

まじめで、勉強家で通っていた啓三さんが入院した。医学部二年の終りという時だった。

早速、みなでお見舞にでかけた。整形外科の二人部屋に一人で入っていた。つい四、五日前まで元気だったのに、「どうしたの」ときくと、「実は、脊髄腫瘍らしいんだ。二週間前から、何となく足がもつれるような気がしてとても歩きにくかった。バスに乗ろうと、かけ足をすると転んでしまう。おかしいな、疲れたかなと思っていた時、内科の授業で、脊髄腫瘍の講義があった。あまり、自分と症状が似ているので、ガクゼンとし、どうしようかなと考えているうちに、二～三日前に、急に歩けなくなって、先輩に相談して、入院した」と淡々とした口調で語った。「まさか、講義で習ったばかりで、そんなめったにない病気にかかるはずがない」とみなで元気をつけ、彼の病室から帰った。その後、彼の部屋の前には、面会謝絶の札が下がり、いくら行っても会わせてもらえなかった。きくところによると、教授執刀のもとで、脊髄腫瘍の摘出術が行われたが、病理でも、悪性と診断されたとのことであった。

手術後、車椅子にのった啓三さんをみることが時々あった。が、授業にでてくることはなかった。

そして、二ヶ月後、彼の死が、伝えられた。特に親しかった五～六人が、葬儀に参列したあと、焼場までついていった。啓三さんの体を焼く煙をながめながら、外で待っていた。心も体も寒くなるような冷たいくもり空だった。小さくなった骨をひろいながら、涙がポロポロこぼれた。その後で、お母さまより、「みなさんは、これからあの子の分まで、りっぱな医者になって下さい。おねがいします」と頭を下げられた。どうして、彼のようなまじめで、勉強のよくできる人が、あんな目に遭わなければならないのか、世の中、思い通りにいかないものだと、みなで話しあった。

三　無医地区診療

三年の夏休みに、赤十字クラブが毎年催している無医地区診療に参加させてもらい、山梨県の山の中で十日間をすごした。身延線の駅から、山道を四十分位車にゆられて入ってゆく集落であった。小学校の校舎を借りての診療だった。はじめは、学生だけで、準備のために、一週間前より先発した。各家庭を訪問し、寝たきり老人の実態などを調査した。グループをくんで、病人のいるお宅を訪問した。古びた柱に、身延山などのお札がベタベタはってある、うす暗い部屋に、病人は、ねていた。病人のいる家は、外の壁にも家の中も、お札が多くはっており、そういう家ほど、暗く、沈んでいた。外からみても、陰気な感じがした。明るい感じのする家は、お札もはってなく、又、病人もいない。が、そういう家は数えるほどしかなかった。

全体的に貧しい村という印象を受けた。もうすぐドクターがきて、診療がはじまる二日前、私と後輩の二人で、出かけたが、近道をしようと山の中へ入りこみ、道をまちがえたあげくに、クマンバチの巣にうっかりふれて、クマンバチに追いかけられ、一生けん命逃げたが、間に合わず、顔やら、足をさされようやく逃げ帰ったことがあった。すぐに小川で刺された部分を冷やし、近くの農家で塗り薬をもらってつけた。小学校へ帰って、薬をつけたが、頭はガンガンするし、熱はでてくるし、体がだるくて起きられず、本当につらい思いをした。本当の無医地区なので、ドクターのくるのが待ち遠しく、早く来ないかなと待ちこがれていた二日目、ようやく先輩がついた。うれしくてうれしくて、あいさつもそこそこに、「先生、助けて下さい」と泣きついていったら、その先生は、私の顔をみるなり、ゲラゲラ大笑いをなさった。ハチの毒のおかげで、顔がはれて、お岩さんそこのけのような顔をしていたからだった。足も二倍位、太くなっていた。その時の恨めしいことは、今でも忘れられない。そうこうするうちに、顔のはれもだんだん下がってきて、何とか、見られるような顔になり、ようやく、皆と行動を共にできるようになった。最後に、しびれ湖へのハイキングでしめくくり。いろいろのことがあった無医地区診療を終えた。とてもよい体験になったと思う。

四　修学旅行

四年になる前の春休みに、修学旅行を計画し、九州へでかけた。別府温泉に一泊だけ、全員集合し、あとは自由行動という旅行である。私は順子さんと二人で、福岡、別府、宮崎、鹿児島とまわった。夜行で朝福岡へついて、壱岐か対島でも行こうかなどと話しあっていると、中年の男の人が近づいてきて、今から行ってても連絡船にはもう間に合わないから、やめた方がよい。よかったら、車で福岡を案内してあげるという。順子さんと二人、どうしようかと考えたが、結局案内していただくことになった。すると、その人は、これから九大の病院で診療があるから、午後からと、お昼すぎに九大の構内で待ち合せる約束をした。九大の内科のドクターだという。その人と別れ、夜はどこに泊ろうかと相談し、同級生が福岡出身なのを思い出し、そこへ電話をした。あいにく、同級生は、前日に友人がきて、もう唐津の方へ旅立ってしまったとのこと。だが、彼らが泊まっていた離れがあいているので、よかったらどうぞお泊り下さいといって下さった。少し、ずうずうしいかと思ったが、お言葉に甘えさせていただくことになった。宿も決まったので、順子さんと二人、のんびりと、九大へ出かけた。約束通り、ドクターが待っていて、車で太宰府の方までつれていって下さった。途中、松本清張の小説にもあった碑の前などを通った。夕方名物の水たきをごちそうになり、同級生の家の近くまで送っていただいた。同級生の家は大きな産婦人科の開業医をしていた。夜、同級生のお父さまたちと食事をしながら、その話をすると、「女の子が二人、知らない人の車などに乗ってはいけない。ドクターだといったって、本当かどうか分らないし、本当に何事もなくてよかった。これからは注意しなさい」とおこられた。本当に、二人とも旅に出て、うわついていたのかもしれない。これからは気をつけよう。それにつけても壱岐へ行かれなくて残念だったと話していると、「今日は、壱岐から知り合いがきて、お魚をおいていったが、それが、このオサシミだよ」とお父さま。壱岐へ行きそこなって、壱岐のお魚を食べるのも、何かの縁と、おいしくいただいた。

翌朝、二人でのんびりしていると、看護師さんが、よびにきて「これから帝王切開がありますから、先生が、お二人をよんでくるようにいいました」といわれ、手術室へ、つれていっていただいた。もう手術は、執刀するばかりとなっていて、私達が入ってゆくのを待ちかねたように手術がはじまった。手ぎわよくメスが入り、お腹がひらかれ、手を入れたと思うと、まるい、かたまりがとり出されそれが赤ちゃんだった。吸引器で、口、鼻を吸われると、オギャーと泣き出し、本当に生命の不思議をみる思いであった。あとで、お父さまより、「あなた方は、これからドクターになるのだから、こういう見学をするのが、本当の修学旅行だ」と話された。本当にいいお父さまだった。あとで、ロクにお礼もせずに申し訳ないことをした。福岡から、同級の利子さんの家のある中津へ向い、彼女の家で一泊、新鮮なお魚をたくさん、ごちそうしていただいた。翌日、三人で、集合地、別府へ向った。夕食時に、全員集合といっても同級生は四十名たらずで全員なので、一部屋で会食ができた。久しぶりにみなで会えて、とてもなつかしかった。翌日、全員で、城島高原へ向い、昼食がすんだところで、再び解散した。私は順子さんと二人、宮崎へ向った。

都井岬へ向った時のこと、バスの中で、今晩はTホテルへ泊りたいけれど、予約していないので、泊れないかしらなどと話していると、中年の女の人が、もし泊れなかったら、私の家へいらっしゃい。女一人で住んでいるから遠慮しなくてもよいと話され、住所を教えていただいた。都井岬で、バスをおりると後から、男の人が追いかけてきて、自分はTホテルと関係があるから、泊めてあげられると思う。ついていらっしゃいといわれ、希望通り、Tホテルに泊まることができた。偶然同級の女子二人と一緒になった。宮崎では、いろいろな方に親切にしていただいた。観光バスのガイドさんも感じよかったし、とてもよい印象をもった。観光に徹しているようである。

岬では、野生馬がのんびりし、海は青く、とても楽しかった。翌日、雨が降ったので、もう一泊し、次に、鹿児島、佐多岬へ出かけた。ジャングルのなかで、また、同級の男子何人かと会った。大体、同じようなところをまわっているので、あちこちで同級生に会いなつかしい思いがした。

旅行から帰って、宮崎で泊めて下さるといった女の方にお礼の手紙を書いたところ、その晩は、私達がたずねてゆくものと思って、待っていて下さったとのこと。保健師さんでその日も家庭指導へ行く途中だったことなどをつづった手紙が届いた。

今回の旅行ほど、いろいろな方に声をかけられたり、親切にされた旅行はなかった。順子さんがとても美人だったせいかしら。

思い出をさまざま作って、修学旅行は終り私達は四年生になった。いよいよ最終学卒である。

五　インターン闘争

その頃より、インターン闘争がはげしくなってきた。卒業後一年をインターンとして過ごしてから国家試験を受けるという制度を廃止し、卒後、ただちに国家試験が受けられるようにしようという闘争であった。

先輩の多くは、卒後一年を入局するまでの準備期間として、大学病院以外の病院を、北海道とか、静岡とか、ふつうではなかなか行かれないようなところを選んで決めているようだった。

私達は、インターンボイコットをするために、大学立てこもりと称して、自主的実地研修と名づけ、大学病院以外での実習を禁止するよう申し合せられた。全員が、その方針に賛成というわけではなく、アメリカへ留学する前提として、米軍病院でのインターンを希望するものが、六～七名いた。

私もその一人であったが、何が何でもアメリカへ行きたいというわけではなく、英語も覚えられるからなどと安易な考えでいた。

そのメンバーに対して、受験をとりやめるよう説得が行われ、何人かは受験をとりやめた。最後に男二人、女二人の四名が残った。私は、反対されるほど意地をはって、どうしても受けたいとがんばった一人であった。

そして、いよいよ採用試験の当日、反対デモの中を受験。午後三時頃、合格発表が行われた。落ちた人の方が少なく、かなりの人が合格した。私の大学も、四名中三名合格し、落ちたのは、私だけであった。友人と別れ、一人さびしく帰る電車の中で、「なんで私だけが、どうして」と、まるで地獄に落とされたような気持でいた。

同級生に頭をさげて、大学病院での実地研修に加えてもらうことになった。あとの三人は希望通り、米軍病院でのインターンをすることになったが、全国の大学で組織された青年医師連合に加入するのは拒否された。この時の仲間同志のわだかまりが大きく尾をひいて、廊下で会っても知らん顔をする人がでたり、おつきあいをやめてしまった人もいた。インターン闘争さえなかったら、一学年一クラスわずか四十名で、六年間をすごした友がみな、仲良く卒業できたのにと思うと残念でならない。

十二月より三月にかけて、長い長い卒業試験がはじまった。前半を筆記試験、後半は口答試問である。

卒業試験は無事終り、三月末に卒業した。

一年後に行われた国家試験の受験率は約四％で、ほとんどが受験をボイコットし、社会問題となった。その結果、インターン制度は廃止され、卒業後直ちに国家試験が受けられるようになった。

六　実地研修の時代

大学病院での自主研修は、三〜六ヶ月ごとに、各科をまわり研修するというものであった。翌年の国家試験はボイコットする予定だったので、はじめから二年間の予定でスケジュールがくまれた。

病院の四階の一室にインターンルームがもうけられ、昼休みともなると、皆が集ってきて、情報交換などを行なった。経済的にも、それぞれアルバイトが紹介された。私も、結核病院の当直に週一回ずつ行くことになった。駅を降り、長い階段を昇っていったところに病院は建っていた。かなり年代の経っているその建物は、何となく暗い印象を受けた。

はじめての当直の晩は、風が、扉をならしても、ハッと目をさまされ、なかなかねつかれなかった。重症の患者さんもいたが、夜おこされることはめったになかった。

が、友人のかわりに行った病院で、癌の末期の患者の臨床にたちあった。生命の後退してゆくのをみるのは、あまり気持のよいものではなかった。その時、なるべく、患者さんの死なない科を選ぼうと思った。

それに比べて、産科の実習で、赤ちゃんの誕生をみるのは、実に感動的であった。生命の誕生は何ともふしぎで、いつみてもいいなと思った。

冬になって、整形外科で派遣されるスキー場の救護班について行った。奥日光湯元のMホテルの診療所に、若いドクターが一週間交代位で、派遣されていた。S先生が当番で行っており、退屈していたところだと歓迎して下さった。湯元スキー場は、サラサラした粉雪で、踏みしめると、キュッキュッと音がして気持がよい。ただあまり広くないので、リフトでのぼっていってもすぐに下についてしまうのが残念だった。が、救護班のマークをつけていると、リフトがいくらでもタダでのれるので、何回ものぼってはすべり、大いに楽しんだ。

その間、エッジで大腿を約十㎝も切った患者が、診療所にはこばれてきた。筋肉層まで切れており、かなり深い傷であった。S先生は、私達に、三層に縫うようにと指示すると中へ入ってしまった。三人で消毒からはじめ縫合を行なった。私達にとって、はじめての救急患者であった。シーネで固定し、その人は帰った。その後、どうなったか知りたかったが、そのままとなってしまった。

楽しんだり、勉強したりして二年間はすぎていった。

七　医師として

ボイコットしたため、下級生と受けた国家試験も無事終り、厚生省より、待望の医籍登録の通知がきた。

四月、整形外科へ入局した。あまり、死と直面しないですむということと、教授の人柄にひかれたのが入局の動機だった。冬に、スキーに行きたいという希望もあったが、それは、ホテルのつごうでとりやめとなり、スキー場の救護班はなくなっていた。

六月、市立病院へ出張で勤務することになった。外来へでても、病棟へ行っても、慣れないことが多く緊張がつづいたが、他の科に同級生が勤務するようになり、家庭的なふんい気の医局のなかで、楽しい仕事ができるようになった。一生けん命働いた。

ある日、タクシーの運転手さんが、右股関節の疼痛を訴えて、来院した。レントゲンをみると、大腿骨頭に異常なカゲがみられ、骨腫瘍と診断された。すぐ入院させ、まず試験切除を行ない、大学病院の病理へもって行った。その診断は悪性腫瘍だった。医長とともに、患者を説得し、股関節の離断術が行われた。働きざかりの体で、片足をなくすということは、すごいショックだったにちがいない。

「もう、タクシーの運転はできない」とただ一言こういった。術後、訓練のため、大学病院のリハビリテーション科へおくられた。後で行ってみると、一生けん命、義足をつけての歩行訓練をやっていた。職場でも、配慮され、配車係としてつかってくれることになったと明るい表情で話していた。

本当の意味の社会復帰できるまで考えなくては、医療ではないと思った。

一年後、再び大学病院へもどされた。

その頃、新館が建築され、整形外科の病室も新館にうつされた。特別病室のある病棟と同じ階を使用していたので、他の科のドクターとよく顔を合わせるようになった。

ある日、看護師詰所にいると、特別室の末期癌を受け持っている外科のR先生が、看護師が点滴を用意しているそばで、「ああ、まだ死なないんだよ」とぶつぶつ言っていた。その言葉をきいて、私はカッとして、思わず「R先生、そんなに早く死なないかななんて気持ちで患者さんのところへ行ったらかわいそうです。言わなくったって、その気持ちが通じてしまうのではありませんか」と言ってしまった。R先生もムッとして、「よその科の若いもんが、よその科に口を出すな。癌の末期なんて、どうやったって助からないんだ」と大きな声がどなりかえしてきた。たとえ助からないと分っていても、誠心誠意こめて治療するのが医療ではないか。少しでも患者さんの苦しみを抜いて、楽を与えるべきではないかと。ただ機械的に、生を長らえさせるために、点滴をくり返す。これでは、患者さんがかわいそうだ。もちろん、安楽死させることが、楽を与えるという意味ではない。ただ、この世で、いかに生を最大限に生きるか、せい一杯生を生ききるために、医療がその一助となればよいと私は思う。だが、末期の、どうやってもなおしようのない患者を受持つと、R先生のように、早く死んでしまわないかと願うような心を持つこと、これは、実に恐ろしいことである。医師として、死をあまりにみすぎ、そのために、死に直面することが何ともなくなってしまっているのではないかと思う。ただ、それも立場を変えて、自分が患者だったら、死に直面して、何ともないなどということはありえないと思う。

外科には、末期癌の入院が多く、ドクター達も苦労しているようだった。やはり、医師として治療にたずさわる以上、生と死について、一つの哲学を持つべきであると思う。

整形の私の病室にも、十一才の男の子で、右大腿骨腫瘍の診断で、伊豆からおくられてきた患者が入院してきた。患部ははれあがり、熱感も強く、一目みた時から手遅れの状態であった。レントゲン照射が行われ、その後、すぐに伊豆へ帰された。もう大学病院に入院しているよりは、故郷へ帰った方がよいと判断されたからであった。

麻酔科に、三ヶ月間、研修に行かされた。麻酔科では、患者さんの生命をこの手に預っているという感じが強くした。痛みも何も感じなくなり、手術台の上にのせられ、呼吸さえも、人工的にされることもある。一瞬一瞬の判断が、生と死を分けることさえある。麻酔をかけている間は、本当に緊張し、終わると、すごく疲れているのを感じた。私のように、心臓の弱い人間にとっては、長時間つづけると、自分の体をこわしそうであった。

八　結婚

大学病院での仕事もようやくなれた夏休みの終り頃、高校時代の先輩で、同じ整形外科の医師となっているMさんから、時々、デートにさそわれるようになった。大学は違うのだが、整形外科の学会などで、時々、顔を合わすことがあった。Mさんとは高校を卒業してから、同じ生化学クラブのメンバーで何回か、キャンプやつりなどを楽しんだことがあったが、もうそのグループとの交流も三、四年前位に行われなくなっていたので、久しぶりの出会いだった。Mさんの車で、ドライブに誘われ、三浦海岸へ行った。いろいろ話をしていたが、どうしても、私のまわりに垣根があって、その又向こうにMさんがいるという感じがとれなかった。グループで行動していた時は、好きな部類に入るMさんなのに、二人きりになると、私のまわりに垣根ができたみたいで、素直にとけこまない。このまま、ずるずるおつき合いをつづけてもかえってお互いが傷つくだけと思い、これ以上の交際をやめることにした。その時、二十七才になっていた。勉強勉強できたせいか、結婚など考える余地がなかったが、その頃より、結婚してもいいなと考えるようになっていた。Mさんとおつき合いをやめて、二週間位あとに、先輩の、外科医をしている森田さんより新聞記者をしている大木田守さんを紹介された。会ってみると、Mさんの時に感じた垣根がまったくなく、二人で一つという感じを強くもった。二回目に会った時に、結婚の申し込みを受け、すぐに承諾した。何か、前からの約束でもしていたような気さえした。

母一人、息子一人ということで、母に反対されたが、それでも結婚をやめようという気にはなれなかった。あとで、きくと、私に内緒で、森田先生に母が何とか結婚をやめさせるように頼みにいったらしい。かえって逆に説得され、結婚を承認してくれた。

十二月末に結納、五月に結婚と決まった。守さんは、新聞記者として忙しく、結婚までほとんどデートもできなかった。

四月、出張病院を決める人事で、もしこどもが生れても、比較的余裕のある病院ということで、県立の肢体不自由児の施設に出張がきめられ、六月より出張に行かされることとなった。

五月中旬、いよいよ結婚式。新婚旅行は、守さんが休みをとれないため、たった一泊の伊豆旅行だった。奥さんになっても、仕事をつづけていたし、守さんの帰りが遅いので、あまり新婚の気分もなかった。

九　肢体不自由児とともに

六月からの出張病院は、県立の肢体不自由児の施設であった。小児科医師一名、整形外科医六名、その他、訓練士が約十五名位。看護師、保育士、付属の養護学校の先生など、こどもの数と同じ位、職員がいた。こども達は、ほとんどが小学生で、幼児もかなりいた。

こども達の多くは、脳性小児麻痺で、体の不自由なこどもだった。なかに数名、先天股関節脱臼のこどももいた。

ちょうど用地移転の最中で、秋に、別の地に新病院が建築され、さまざまの最新医療器械が購入された。

こども達の夏休みに引越が行われ、新学期から、新病院での生活がはじまった。まわりは畑で、遠くからみても、病院の建物は目立った。近くには散歩にいいような小道があり農家が何げんかならんでいた。学校の先生の中には、近くでみつけたといって、山ウドをとってくる人もいた。

十月のはじめには、皇太子ご夫妻の施設見学も行われた。

脳性麻痺のこども達のなかには、お話の全然できない子、何か言っても、言語障害のため、なかなか話の通じない子などがいた。

歩けるこども、まったく歩けないこども、両手が不自由なために、足を使って、字を書いたり、食事したりするこどももいた。

入浴の時など大変である。一対一位に職員がつき、おふろに入れる。ある時など、後をふりむいて、一瞬目を離したスキにこどもが溺れ、すぐに人工呼吸などで、事なきをえたが、ふつうのこども達の数倍も介助が必要だった。看護師さんや保育士さんにも、重たいこどもをかかえるために腰痛に悩まされる人もいた。

私達医師の役目は、正しく訓練がされているかどうか、手術が必要かどうかなど診療することであった。その他にも、訓練会（病院へ入れない子どもたちの間で行われる訓練会）などに出かけ指導をしたり、在宅の重度障害児の診察などであった。

在宅の重症の心身障害児を持っている家庭は、母親が本当に苦労していた。留守もあまりできないし、大小便の始末など、こどもが小さいうちは、ねたきりでも、まだ体がラクだが、大きくなると、重くなって、一人では、とても手に負えなくなってくる。母親を母親とも認識できないような心の障害の強いこどもを持っている母親ほど悲惨である。障害児が生れたばっかりに離縁されたという人もあったし、宿命とはいえ、障害児よりも、その家族の方の負担が大きい。何かの病気で、障害児が亡くなったりすると、かえってホッとしたという親もいた。

又、ある時は、妊娠中、流産しそうだったのを、ホルモン注射でおさえて、生れた。生れた時はうれしかったが、こうして、脳性麻痺と分った今は、流産してしまった方がよかったと嘆く若いお母さんに会うこともあった。

十二才位の男の子の家へ行った時のこと、手も足も強直性麻痺のため、かたく曲がったまま、坐ることもできないこどもをみて、まだ経験不足だった私は、アキレス腱の短縮して、尖足で歩いていたこどもが、手術して、上手に歩けるようになり、松葉杖もいらなくなったのを思い出して、「かたくなった腱を切れば、足も手ものびるし、そうすれば、歩けるようになるんじゃないかしら」と言った。それをきいてそのこのお父さんは「この子は何をしても、もう歩けることなんかないんだ。手術なんかしたって無駄だ」とボソッと言った。病院へ帰って先輩にその話をすると、やはりお父さんの方が正しく、そんな重症の脳性麻痺児は手術の適応にならないといわれた。

その頃から、脳性麻痺というのも、本当に医学ではどうしようもないのだということが分りかけてきた。もちろん手術や訓練で、ある程度の改善がみられるが、よくなるのは、脳の侵かされた部分の少ないこどもだけだ。だが、早期発見、早期治療で、前よりは少しよくはなってきている。

病院も新しくなって、各室に電話がひかれ内線がいくつもできたので、交換手が必要となった。そして、かわいらしい声の田中さんがきた。彼女は、県として、試験採用された交換手だった。なぜかといえば、幼い時から、病気で、まったく目が見えないのだ。大阪にある、盲者のための交換手の業務を勉強する学校を卒業したばかりという。一度きいた声は忘れず、二度目からは名前もきかないうちに相手が分るというするどいカンを持っていた。かけてくる人の評判もよく、障害者採用の先達である彼女も、これで後輩のために道を一つつくったといえる。通勤も、電車にのってくるのだが、一人で毎日、同じ時間にきちんと通勤してきた。

畑ばかりだった病院の周囲にも、家が建ちはじめてきた。でもまだのんびりとした風景がみられ、春には近くの小川で、セリ摘みなどを楽しんだ。夏になると、農家でもぎ立てのキュウリ、ナス、トマトを分けてもらった。

自然に接触できるのは、すばらしいことだ。

そのうち、主人が、沖縄支局へ支局長として、転勤することになった。復帰前の沖縄の取材のためだという。はじめ、三ヶ月位の赴任ということで、単身ででかけた。ちょうど、妊娠三ヶ月だった私は、心細かったが、主人を送った。その二週間後、強い腹痛と出血があり、ついに流産してしまった。主人の留守中にと、心細いやら、申し訳ないやら、泣いてばかりいた。主人の転勤も、一年間にのばされ、復帰後の沖縄もみてくることになった。毎月一回、支局長会議で、四日位上京してくる時だけが、会える日だった。暮の休みに、一週間、沖縄へ、遊びに行った。コートをきて行ったのに、日ざしが暑く、袖なしの洋服を着たいような暑さであった。まだ米軍の支配下にあったので、ドルで買物をし、まるで、外国のようだった。一ドルステーキがあり、ステーキが安く毎日のように食べた。楽しかった一週間もあっという間にすぎ、ついに帰る日がきた。又、年が変ってから、離島めぐりなどもしたく、再び沖縄へ来ることを願っていたが、ついにその願いはかなわなかった。

四月、また出張病院の人事のことで、上の先生によばれた。また妊娠、出産などで、休むかもしれないので、今年卒業したばかりの人と組んで、二人で一人とするが、どうだろうというのだ。女だからといって、半人前だなんてひどすぎると抗議し、一人前に扱ってもらうこととなった。ところが、その年は入局した人が少なかったので、余裕のあるところから、派遣される人がへらされ、私のいた施設も、一名へらされ、整形外科医五名となってしまった。医長もへらされたことをおこっていたが、大学からの命令なので、がまんしていたようだった。仕事も、一名減ってもそれほど忙しくなるわけでもなかった。精神科にドクターが一名ふえたので、当直の回数も変りがなかった。

七月の夏休みに、主人と岡山、倉敷、山口、博多と旅行した。山陽地方は、暑かったけれど、とても楽しい旅行だった。新婚旅行のかわりみたいだった。

九月に再び妊娠しているのに気づいた。が、又、切迫流産となり、病院を三週間休んだ。それも落ちついて、出勤するようになったところ、何か医長が、いつも私を避けているようで、とても居づらかった。あいさつをしても返事もしてくれないし、たまたま医局に二人だけでいる時など、息がつまるようだった。小児科の先生が、間に入って、いろいろかばってくれたので、もうやめようか、もうやめようかと思いながら勤めていた。そのうち、医長によばれ、「君は一人前に仕事をしていると思うか」ときかれた。「春の人事の時に、半人前に扱かうというのに、一人前だといい張ったから、この病院も一名へらされた。本当に一人前に仕事をしていると思うか」といわれ、一ヶ月近くもすでに休み、また出産の際にも休む予定の私は、もう一言も返す言葉もなく、「すみませんでした。休んでばかりいて、確かに一人前ではありません」と返事をした。「それならよい」と医長は再び口を閉じた。それからは医長とも少しずつうまくいくようになった。女が仕事をもって、妊娠、出産、育児となると、思いもかけない事態がおこってくる。何が何でも一人前だとつっぱらないで、半人前だと認めてしまえば、かえって気がラクだったのに、と思うと、四月の時が悔まれた。でもあの時は、女だから、女だからと、まともに仕事をできないみたいに言われ、カッカときていた。

産休の間は、何か月も、他の人に負担がかかるのだし、学校の先生みたいに代わりの人がきてくれればよいけれど、医師の場合は、人手が少ないため、それができない。独身の頃、出産をされた医師が、家庭に入ったのをみて、私は、絶対に仕事一途で、がんばるわと、力んだのも、遠い昔になってしまった。

同級生も結婚して、こどもを保育園に預けて、バリバリ働いている話などもきいた。やはり、整形外科のように、男の人が多い分野では、女性の立場を認めてもらうのは難しい。もう少し、他の科を選べばよかったかななどと、少し、後悔したが、好きで入った道だしもう遅い。

産休までの間は一生けん命はたらいた。春の人事で、六月から、別の一般病院へ行くことになった。まだ、産休中なので、特別に七月から赴任ということになった。

産休に入ると、よくねれると思うほど、朝から晩までねていた。おかげで、お腹がとても大きくなってしまった。

五月、ちょうど、予定日に、陣痛がおこり入院した。骨盤位だったので、一晩中、陣痛で苦しんだ。早く生れないかなとそればかり考え、もう二度と、お産なんかするものかと思っていた。翌朝、陣痛が強くなり、ドクターの介助で、女の子を出産した。オギャーというその声をきいた時は、涙がでそうになるなど嬉しかった。「おめでとう。女の子ですよ」といわれ、みせてくれた子は髪の毛が黒々としてかわいかった。

翌日、授乳のため、新生児室に行くと、赤ちゃんが何人もベッドにのせられて運ばれてくる。それぞれお母さんが、自分の子をひきとって授乳させるのだ。私もどれが、自分の子どもかしらと、ながめると、とても髪の黒い子がいた。そしてそれが私の赤ちゃんだった。親馬鹿のせいか、たくさんいる赤ちゃんのうちで、一番かわいかった。抱こうとしたが、何だかこわれそうで、おっかない。助産師さんが抱き方から教えてくれる。おっぱいを口に含ませるとチューチュー吸い出すが、ちっとも出ない。二日目位から出るようになるわとなぐさめられる。

授乳も朝、五時半頃より、夜十一時頃まで一日に五回位あって、入院中もかなり忙しい。その間に、入浴指導、栄養指導等、講義がある。

すこしのんびりさせてもらおうと、十日位入院させていただいた。

自宅へ帰ってからは、お乳がたりないため二時間位で泣き出す。そのたびに抱いては、乳をふくませるのだが、十分でないので、すぐにあきらめ、又、少したつと泣く。夜中にも何回もおこされて、新米ママとしては、いささかくたびれた。だが、こどもがかわいくてたまらず、抱いている時の、ズシッとした感じが何ともいえない。半年位前に、本社へ転勤となった主人も、いつもより早く帰ってきては、おそるおそるこどもを抱きしめていた。

一ヶ月の検診で、体重の増加が悪いので、母乳より人工栄養にきりかえるように指導を受けた。それからは、よくねむるようになった。毎日、こどもの世話に夢中になっているうちに、あっという間に一ヶ月半がすぎてしまった。

出張病院に、退職のあいさつに行った。こども達と別れるのは、とてもさびしかった。みんなかわいいこどもたちだった。運動会、もちつき大会、いもほり等、こども達といっしょに遊んだ日々がなつかしかった。これからも闘病生活をつづけるこども達、みんな元気でがんばって下さい。

産休があけて、いよいよ一般病院へ初出勤。といっても、医師になったばかりの頃、出張した病院だったので、あまりかたくならずにすんだ。整形外科は医長をはじめ、メンバーが、ほとんどかわってしまったが、他の科の先生方はあまり異動がなかったので、医局にもすぐになじめた。

とまどったのは、外来の診察だった。三年間、こどもばかり相手にしていたので、外来で、多数の患者さんをみるのは、何となく不安がつきまとい、たまに、こどもの患者がくると、ホッとしたりした。それも一ヶ月位で何ともなくなった。

こどもは実家の母が面倒みてくれたので、安心して、仕事ができた。この病院での仕事は、とても楽しく、夢中になって、働いた。

こどももほとんど病気もせず、こどものことで、しょっ中休むということはなかった。おなかの中にいる時の方が大変だった。一度八ヶ月になったばかりの頃、近所のこどもから、はしかをもらい、二週間位熱がつづいたことがあった。その時は、午後から手術のない時だけ早目に帰らしてもらって看病した。

出産後一年をすぎて、はじめての当直がまわってきた。一年間は免除してもらっていた。こどもの日で、朝から出勤したが、急患もなく、暇だったので、こどものことばかり考えていた。夜、はじめて母に預けて一晩を過ごすので、どうなるか案じていたが、翌朝、帰ってみると、心配するようなことは何もなかった。

この病院も、すぐ隣の敷地に新病院を建築し、引越をした。出張する先々で、新築、引越とあるので、いつも、きれいなところにいるようだ。

楽しく充実した仕事ができ、二年間がすぎていった。希望者が多い病院なので、三年目に、よそへ行くようにいわれた。通勤に二時間もかかるような病院なので、どうしても行きたくなく、整形外科をやめ、今までいた病院の麻酔科へうつることにした。

麻酔科は、他に一人もなく、私一人であったので、とても手が回りかねた。麻酔の研修で、近くの市立病院へ週二回、教えてもらいに行った。そこは、医長をはじめ、スタッフがそろっているので、大変勉強になった。が、自分の病院へもどると、一人ぼっちなので、とても不安が強かった。

そのうち、再び妊娠に気づいた。将来のことを考えると、一人きりでは、何かあっても休みもとれないし、二人もこどもの面倒はみきれないと母にいわれ、思いきって退職した。大学を卒業して十年目のことだった。もっと仕事は続けたい。だがどうにもならないので、週一回、パートで整形外来をやらせてもらうことになった。

私がほとんど家にいるようになって、しっかりしているようにみえたこどもが、とても甘ったれになって、赤ちゃんにかえってしまったようだった。四月までパートをした。

五月、第二子を出産。男の子だった。顔をみたとたん、又、同じ顔の子が出てきたと思ったほど、上の子とよく似ていた。

上の子が、赤ちゃんに興味をもって、いじくり回すので、とても目が離せなかった。ある時など、あまり泣くので行ってみると、ベッドのサクから、それぞれ片足ずつ、ひっぱって、おろそうとしていた。が、おしっこをしているのに気がつくと、おしめをもってきたり、いっぱしし、お姉ちゃんきどりで、赤ちゃんの世話もした。

下の子の方が、神経質で、よく泣いた。同じように育てているつもりでも、こどもによっていろいろちがうのだなと感じた。

産後二ヶ月をすぎてから、また週一回のパートをやるようになった。

そのうち、他の病院からも頼まれて、週三回、仕事に出るようになった。

こども達もスクスク育ち、六才と三才になった。

いつか又、仕事ができる日をめざして、現在は、主婦業にあまんじている。

慈悲の医学、患者の苦を抜き、楽を与えるというのが、私のめざしている医学の道である。

これで大した仕事のできない私の半生記を終るが、私の周囲の、慈悲の医学の実践をしている女性医師たちの生きざまを次章で語りたい。

第二章　女性医師群像

一　O先生の話

私がO先生にお会いしたのは、ドクターの集まりの時でした。先輩であるO先生とは、ただ遠くから、あっ、物静かな先生だなと感じ、何となく、右手が不自由そうと、思った程度でした。近くへ越してきて、親しくおつき合いするようになって、はじめて不自由そうにみえた右手が義手であったのに気づきました。左手だけで、ドクターとしてやってゆくのはどんなにか大変なことか、私には想像もつかなかったが、淡々として下さった話には、ドラマがあった。

「私は医大卒業後、間もなく結婚し、すぐに妊娠しました。妊娠八ヶ月の頃、右腕が少しずつ太くなっていくのに気づいたが、放置。ついには、袖もとおらぬ程になりました。診察後、すべては出産後ということになり、男子を無事出産。その三ヶ月後に、大学病院で上腕骨腫瘍の診断で、右肩関節離断術を受け、使い慣れた右手を失いました。もう医師として仕事はできません。ただ子供だけは、立派に育てようと、それだけが生きがいでした。当時の義肢は、かなり重く、つけて歩くと、右肩が下がってしまうほどで、かえって不自由になるようでした。ある日、母が思いついて、へちまの形のよいのを選び、それを手ぬぐいで包んで、義肢のかわりにと、作ってくれました。大変軽く、使いやすかったがすぐにだめになってしまうのが難点で、三ヶ月に一度位で作っていました。

すべてを子供にかけ、育児に専念するうち生きがいであった子供が、小学校六年生の春、突然、急性白血病の診断を受け、あらゆる手当ての甲斐もなく、二年間の闘病生活の末、十三才の短かい生涯を閉じました。すべてが終りました。医学の道に進みながら、どうすることもできなかったのです。

呆然と毎日をすごすうち、ふと、疑問が涌いてきました。『お宅の仏さんにお線香をあげさせて下さい』と言われたことです。死んだ子供が、仏とよばれた。一体、仏とは何だろう。この疑問が頭から離れず、百科事典や宗教書などを読んでみましたが答えはでませんでした。また、子供の仏事が重なるたびに、あまりにも形式的な仏教行事に、かえって憤りを感じ、子供の供養は自分でしようと決心をしました。そして、創価学会に入信していた姉をたずね、経本を借り、お経のやり方もならいました。又、日蓮大聖人の御書の一つである『立正安国論の講義』という本を渡され、二度、三度読むうちに、心の中に光がさしこんできました。想像もつかなかったようなところに仏の存在を知ったのです。人間とは何か、生命とは何かという疑問が、少しずつ分るようになってきました。宗教とは、科学とはあまりにもかけ離れた観念の世界であり、何か宗教を持つことは、絶対者への服従であり、その庇護を願い祈るものであり、諦めと逃避であると思っていた私の宗教観は、根底からくつがえされました。真の仏法は、人間の生命の問題に真正面からぶつかり、宗教そのものが、現実の私たちの生活そのものであり、基盤であることを知ったのです。うれしくてうれしくてたまりません。この仏法を知ってよかったと心の底から思いました。

　そして、家族を説得して創価学会に入信しました。子供もこれで幸せになれる。私も子供もこれからだ。私は安堵と喜びの中で、ひたすら、子供の成仏を願い、信心にはげみました。そんなある日、ある新聞に『三世諸仏総勘文教相廃立』の日蓮大聖人の御書の一節『己心と仏心とは異ならずと観ずるが故に生死の夢を覚まして、本覚の寤《うつつ》に還るを即身成仏と云うなり』の御文が掲載されました。

『これだ、これなんだ。己心と仏心とは異ならず、私が主体者なのだ。私が道を切り拓こう』と、感動にふるえ、何回も読みかえしました。

　そうだ。社会にでていこう。社会で活躍することが、私の道なのだと、それからは、何とか医師として仕事がしたいとひたすら、それを願いました。だが、右手を失った体では、どうしても無理のようです。何とか、勉強した医学を生かすことはできないかと、あちこちの病院を見学して歩きました。時には緊張のあまり、吐き気さえもよおし、ようやくわが家にたどりつくという日もありました。今まで、家にばかりこもっていた私にとっては、社会にでるということは一大決心でした。内気で消極的な私が、思いきり、自分らしく生きようと、新しい道を切りひらき、勇気を出して職場を求めるようになりました。

そして、友人の紹介で、都立病院に、リハビリテーション科の医師として、就職が決まりました。長い間、医師として復帰したいと願いながら、宿命にながされて、はたされなかった願いが実現したのです。みずからの手で宿命と戦い、宿命を転換し、みずからの力で人生を切りひらいていくところに真実の自由があると実感いたしました。

いざ、通勤してみると、片道二時間の通勤は、かなりきびしく、時にはラッシュ・アワーの車内で、義肢がどこかにもってゆかれそうで、必死に押さえていました。定期券を出すのにも、傘を持っていると、あわててしまったり、いろいろ苦労しました。医師としてブランクが長かったので、勉強することも一杯でした。字が思うように書けないで、いらだたしい思いをすることもありました。今は片道三十分の所に引越し、余裕もできました。横文字もスラスラ書けるようになり、患者さんの点滴も、左手でできるようになりました。

今、私の人生は、希望にみち、とても楽しいものとなりました。むなしさと不安とあせりで一杯だった以前と比べると、生れ変ったようです。体の不自由な、人生の不幸の重なった老いた患者さんをみるたびに、どうか、幸せになってほしいと願わずにいられません。生命の尊厳を、身をもってとらえ、一人一人の新しい価値創造を願って、診療ができることは、私の喜びです。『病気の医師でなく、人間の医師であれ』をモットーに、今後もがんばってゆくつもりです」

落ち着いて静かに語るその姿に、本当に感動を覚えました。

二　Nさんのこと

いつも明るくさわやかなNさん。皮膚科の講師でもある。自宅に帰るとよき妻として、また二人のこどものよき母でもある。

Nさんは、ある当直の晩に、三人もの臨終に立ちあったことがありました。医師になってはじめて、一夜に三人もの死に立ち会ったことで、ショックと驚きで、二、三日、ボーッと過したくらいです。肉親の死にもあったことのないNさんは、その時、はじめて、生命とは何か、生きているとはどういうことなのか、また人生をどのように生きていくことがもっとも人間らしい生き方なのか、考えざるをえなくなりました。その時、仏法をたもっていたおばあちゃんから、池田大作氏の小説『人間革命』や『生命論』等を見せてもらい、それを夢中になって読みました。「永遠の生命」等生命に関する論文に、このような生命のとらえ方があったのかと、目をみはるような思いでした。そして、この仏法の「生命論」に医師としての根本が発見できるにちがいないと即座に信心を決意しました。

その数ヶ月後、同級生であり、同じ皮膚科医であるN氏と結婚しました。しかし、性格がまるっきり正反対で、俗にいう「水と油」。一、二週間に一度は大げんかをするという有様でした。ついに半年後、おばあちゃんに、「けんかばかりでもう疲れた。別れようかしら」と相談をしたところ、おばあちゃんは、「別れたければ、別れなさい。でも、N氏はおとなしくてやさしいから、もっと若くて、気の優しいお嫁さんがすぐ見つかりますよ。あなたは気が強くてわがままだから、別れたら、一生独身の覚悟が必要ね。この信仰は人間革命の宗教ですよ。患者さんや、仕事のことを祈るのも大切だけど、自分自身の人間革命を願っていくことも大事なことよ」といわれ、はじめて、すべては自分自身に原因があったのに気づき、それからは、「一家和楽の信心」をねがうようになりました。

仕事の面でも、結婚の二年後、学位論文がまとまり、その年の暮、フランス留学試験に挑戦しましたが、不合格でした。

その頃、皮膚科のなかで予後の悪いホジキン氏病の患者さんを受け持ちました。既に末期を迎え、日に日に悪化していきます。現代医学でできる限りの治療を試みましたが、本人も家族も、入院してもちっともよくならないと、不信感がいっぱいで、ついに、入院二ケ月後に苦しみながらなくなりました。予後の悪い病気とはいえ、家族から、つらいことをいわれて、泣くに泣けない思いをしました。その時、ただ物理的生命の延長のみを主眼として治療したのに反省をしました。患者さんの苦を抜き、楽を与えるという慈悲の医学をもって接しなければならなかったと気づきました。翌年、同じような患者さんを受け持った時、こんどこそは慈悲の医学の実践をと心がけ、患者さんもあまり苦しむことなく、静かに亡くなりました。家族の方からも大変感謝をされました。同じような治療をしたのに、一方は、いかに生命を長らえさせるかということを考え、一方はいかに、患者さんの苦しみを抜いて、楽を与えるかということを主眼においた違いで、患者さんへの働きかけがまったく違ったのです。

「病気の医師ではなく、人間の医師であれ」の実践が大切だと痛感しました。

結婚三年後、八月に長女を出産。十月には学位論文の審査が終り、医学博士となりました。十二月には、念願だったフランス留学生の試験に再挑戦し、見事合格しました。

翌年春、大学の講師の任命を受けました。そして、六月、N氏と十ケ月になったばかりの長女を残して、フランスに一年間留学し、帰国してからは、大学講師として、後輩の指導にあたっています。

現在はN氏ともども、仏法をたもった医師として、地域の幸福をねがって、診療にはげんでいます。

いつみても、さわやかなNさん。学生の間に混じると、だれが先生か分からなくなるような若々しいNさん。そんなNさんが、私は大好きです。

三　T先生のこと

私の高校の先輩で、現在市立病院の耳鼻科の医長をしているT先生は、又、岸恵子の同級生でもあります。

T先生は、幼いころ、通っていた幼稚園の一室を借りて、週何回か、実費診療をしていた女性医師の姿をみて、私もこういうお医者さんになろうと心の中で決めていたそうです。

中学、高校、大学とストレートに進み、わが行く道に挫折なしとはりきっていました。

大学卒業後、友人の裏切りで、人間が信じられなくなり、こんな精神状態で、果たして医者としてやっていかれるかとさえ心配されるような状態のなか、眼科をえらび、入局しました。が、自分にはどうしても、眼科が合わないことに気づき、そうなると、確信をもって、治療にあたることもできなくなり、毎日が不安にかられ、行きづまってしまいました。そんな時、結核で寝たきりだったお姉さんから、信仰の話をきかされました。信心なんて、医者の私ができるわけないわと軽く一蹴しましたが、七年間、大学病院で、最高の治療を受けながら、悪化するばかりなので、死を覚悟して退院したお姉さんが、入信後、一年で、血沈もレントゲン像も正常となってはりきっている現実の姿をみて、考えざるをえなくなりました。

何よりも「信念努力だけでは相対的幸せしか得られない。だから何かあるたびに行きづまり、悩んだり、苦しんだりするのです。人生には、もっと次元の高い、何ものにも崩されない絶対的幸福境涯というものがあり、それを確立できるのが、この宗教です」と説得され、「絶対的幸福境涯」という言葉に強くひかれ、信仰をもちました。

その三週後、電車の故障で、やむなく暗い道を歩いていた時に、母校の耳鼻科の教授にばったり会い、母校の耳鼻科の医局に入れてもらうことに決まりました。信心にはげむうち、人間不信もなくなり、明るさをとりもどすことができました。

三年後、海外で活躍している同志の姿に刺激され、ヨーロッパ留学試験を受けたが不合格。その時、戸田城聖氏が、「将来、いろいろな立場で海外にいくような場合『竹取物語』を語れるような情緒豊かな女性になりなさい」と指導された記事を読み、たまたま文通していたハイデルベルク大学のキンドラー教授に手作りの「藤娘」の人形を送り、いつか留学したい旨も書き添えました。

翌年ハイデルベルク大学から招へい状が届き、いよいよドイツへ向かってとびたちました。が、朝から晩までドイツ語ばかり、日本語で話せる仲間もいない外国生活に疲れきり、耐えきれないような孤独な思いにさいなまれたこともありました。

弱気になってはいけない。立派な医師になるのだ、と心に誓いました。

約一年後、ルール地方の市立病院に転職。留学生としてではなく、正式なドクターのポストを得て、本来手先の器用な日本人の能力を生かして、連日、手術にとりくむという毎日でした。ドイツ語も自由に話せるようになった。ポケットには、いつも、独和、和独二冊の辞典を入れて歩き、わからないのは聞きちがえたのかどうか、又、発音は正しいかどうか、その場で一人一人に聞いて考えたのです。

二年半後、博士論文を書くために二年間、母校で研究をしました。その間、国際耳鼻科学会が日本であり、通訳として活躍し、その時、世界で耳鼻科学の第一人者といわれるチュービンゲン大学のD・プレスター教授に会うことができ、約二年後に大学助手として迎えられることになり、日本人で正式に弟子入りが許されたのは、T先生がはじめてということで、喜びいさんで再び西ドイツに渡りました。

さすがに世界屈指といわれるだけあって、教授の手術はとても見事でした。世界各国からの専門医の見学者があとを絶たず、また患者も世界各国から集まってきました。

このような忙しい病院で、就任そうそう病棟主任医の任命を受け、責任の多い仕事をやりきりました。

二年半のチュービンゲン大学の研究を終え西ドイツ耳鼻咽喉科専門医の免許をもらって帰国。現在の市立病院の医長として、がんばっています。

男まさりのような先生なので、何となく、こわいような感じがすることもありますが、大胆にして、せん細で細かいところに気を配る先生です。先日も、ドクターの集まりで、みなで夕食のおべんとうをかこんでいる時、先生がつくられたという、キュウリのぬかづけやら、さまざまなおかずに、思わずびっくりして「先生がつくったんですか、本当ですか」とききますと、全部、自分でなさるとのこと。暇な時は、スカートなどは勿論のこと、スーツ、コートまでつくると聞かされ、びっくりしました。「ヨーロッパに行った時は、お金があまりなくて、コートもすり切れそうになるまで着たのよ。でも、すそに毛皮をつけて、少しなおして着て、それで日本へ帰ったら、『さすが、ヨーロッパがえりの人はすてきなコートを着ているわね』といわれたものよ。私の大事な記念品としてとってあるわ」ともいわれました。

四　I先生のこと

I先生は、国電の駅のすぐ近くに産婦人科の病院を開業していらっしゃいます。実家は三代つづいた医師の家で、小さい時から、消毒の匂いのなかで育ち、いずれは医師になるものと決めていました。

医師として、はたらくうち、医学ではどうしようもない不治の病もあること、治ゆ力も人によってちがうことなど、医学の限界を知るようになりました。

そして、結婚。こどもが生れたが、生後四ヶ月頃から、ゼーゼーとし、気温が下がると突然、呼吸困難の発作がおこるようになりました。発作がおこれば、注射、内服にと発作をとめることに、一生けん命で、体質改善などの方法を試みても、根本的になおすことはできませんでした。次第に発作の回数もふえ時間も長びくようになり、一生、なおらないのではないかと、医者の息子が……と、暗い気持になるばかり。昼は医師として、夜は家事と息子の看病で、疲れが重なるばかりでした。息子が三才になる頃、あまり疲れがひどいので、胸部レントゲンをとったところ、何と、結核にかかっていたことが分りました。少なくとも三年は入院が必要といわれ、肺葉切除をするようにいわれました。たとえ、治ったとしても、念願である開業をすることはとても無理なように思え、目の前がまっくらになる思いでした。

入院もベッドがいっぱいだったため、しばらく自宅療法をしました。安静も十分とり、治療も十分にしましたが、病状はなかなか好転せず、気ばかりあせります。そんな時、信心で、病気がなおった等の体験記事をよみ、医学でさえ限界があるのに、そんなうまい話があるものかと半分は疑い、半分はもしかしてよくなるのではないかとの期待をもって、ただただ健康をとりもどしたい一心で、信心をしました。そして、六ケ月後、健康をとりもどし、ある病院に就職もきまり、楽しい日がおくれるようになりました。

が、その半年後、カゼをひいたあと、いつまでも、咳と微熱が続くので、再検査、喀痰検査で結核菌陽性とでました。

その頃、妊娠二か月と分り、周囲に中絶をすすめられましたが何としても、こどもがほしく、出産を決意し、信仰にはげみました。妊娠中から出産まで、治療はつづけられましたが、結核菌は二度と陽性にならず、体もすっかりよくなりました。

出産三ヶ月後、念願であった開業をしました。小さい診療所でしたが、四年後には増築し、診療も次第にやり易くなりました。

診療所開設から十五年後、国電の駅のすぐ近くに、現在の病院を建設することができました。入院していても楽しくなるようなクリニックを作りたいとの願いがかなえられたのです。

毎日、患者さんをみているうちに、その人の持つ生命力がいかに治療に影響を及ぼすかということを実感し、患者の生命力を強くすることが、大切であると、毎日、仏法をたもった医師としてがんばっています。

I先生の病院に入院していた患者さんの話をきくと「先生が、病室をみまわりに来てくれるだけで、なおったような気がする」

「お産で入院したが、先生の激励で、陣痛が軽くなった」

「今まで、重症の妊娠中毒症で、二回も、流産したが、三回目、信仰を強くし、生命力を強くするように、I先生にはげまされ、一時は、母子ともに危篤状態になったが、無事に出産し、見事、宿命をのりこえられた。こどもをわが手に抱いて、まるで夢のようです」

等々、患者さんの信頼を受けて、I先生は、今日もはりきって、診療に、信心活動にと、充実した生活を送っています。

その他にも、幼い頃、小児麻痺にかかって片足が不自由なMさん、父親を幼い時に亡くし、母の手一つで育てられたKさん等、現在は、仏法をたもった医師として、充実した人生を送っています。

第三章　生と死の瞬間

私は考える。生と死の瞬間を。一つの出来事に直面しても、それをゆうゆうと乗りこえて、〝生の人生〟を展開する人と、逆に、〝死の人生〟へと閉じる人がいる。この時間に一体何があったのか。

よく人間は生れながらにある宿命を背負っているといわれる。その宿命とは一体何なのか。形もない。姿もない。音もない。しかし、どのような宿命を背負っているか知る人はいない。が、人生のある瞬間、容しゃなく現われ、その人の人生をまったく変えてしまう場合が多い。

この宿命とは？

しかし、私は思う。あの太平洋の大海原でサーフィンの波のりをしている風景。波が高ければ高いほど、スリルを満喫し、ゆうゆうとのりこえ、楽しんでいる。それはサーフィンの波のりの術を心得ているからであろう。

もし、まったく経験がなく、はじめての人であったならば、どうであろうか。

きっと、波のないところでも、沈んでしまうのではないだろうか。

よく、人生を波乱万丈という人がいる。波浪は、障害に遭うごとに、ガンコの度を増す。人生も、まさにその大海原の波のりのようなものだと思う。おだやかな時もある。潮騒の小波《さざなみ》の時もある。暴風雨につつまれる時もある。荒れくるう怒涛の時もある……。

さまざまな場面に直面をする。あのサーフィンの達人のように、人生の波頭を、のりこえる術を知った人はどんな波頭に直面しようと、それをゆうゆうとのりこえることができる。が、何も知らない人は、まるで、大海に木の葉がうかぶように、宿命の波にほんろうされて、なすすべもなく、

「どうして、私だけがこのような苦しみに遭わなければならないのか、生とは、死とは生きるとは……」

多くの人が、壁にぶつかるなかで、人生の意味を問い直す。

しかし、この時、生きる支点、人生の座標軸、精神のよすが、心の糧を持っている人はいかなる波浪に直面しようとも、それらが、人生の羅針盤のように、作用し、まるで、不可能のような事態をも、のりこえている。

では、その生きる支点、座標軸とは、一体何なのだろう。

私は思う。

中学時代、理科で、テコの原理を学んだことがある。テコの原理とは、テコを置くこと

によって、一の力で十のものを、やすやすと動かすことができる。

つまり、ここに支点があるからである。

人生において、大事なことは、この生きる支点を探しだすことではないだろうか。

まして、病気のことを、気の病いと書くが人生は、さまざまな面によって、精神の作用が大きな働きをする。

精神の支点を求めるということは、最も力強く、活力ある人生を生きるバネを持ったも同じではなかろうか。

多くの先哲は、この生きる尊さについて、さまざまな教訓を語り、残している。

それは、宗教であり、哲学であり、文学であり、小説であり、もっと広げていえば、音楽、絵画、芸術へとひろがっているように思う。

それら先哲の貴重な教訓というものを、人類の歴史の遺産として、わが人生に取り入れ、生かしているかどうか、その意味において、あまりにも、現代人は超技術社会に囲まれて、高慢になりすぎてはいないだろうか。

もう一度、この世に、生を受け、尊く、強く生きぬく、人生の意味を、一人一人が、健康な時に、心静かに、みずからに自問自答すべきではないだろうか。

私は思う。

三十代にして、自分がみえているかどうか人生がみえているかどうか。生死がみえているかどうか。

ある先哲の教えに、「人生とは、衆生所遊楽なり」との含蓄ある言葉が残されている。「衆生所遊楽」とは、あらゆる人が、この世に生を受け、人生を満喫し、楽しみきっていくことである。

ところが、現実はどうであろうか。

先の、体験にもあるが如く、新聞の社会面を紹介するまでもなく、そのほとんど多くが波浪の壁にはばまれ、むなしさと、哀音のひびきをかなでながら、挫折していることであろうか。

しかし、その宿命をも、生のプラスに転化した人は、生きる支点をもち、宗教を知り、自分をみつめながら、一つ一つの波浪をのりこえ、人生を楽しみきって、生きている。この、生と死の瞬間には、その人が、みずからの宿命に、真向から挑戦し、生きて、生きて、生き抜くという執念にも似た力強さが、あるかどうか。逆に、宿命の嵐のなかで、なすすべもなく、ただ呆然としているかどうか。

人生の上において、さまざまに直面するものは、外からくる外的要因の場合もあり、病気のように、内から発する内的要因もある。

しかし、それをどうこえるかは、その人自身なのである。

病気の場合は、生命力が大事であり、現実の世界においては、生きる活力と希望が大事である。

この生命力、生きる希望と活力。一体、どこから生れてくるのか。

私は思う。

かつて、トインビー博士が、「人間は、宇宙に存在する実存によって、支配されるように思う」とのべた。

宇宙に存在する実存とは、私は宇宙の根本法則そのものをさしているのではないかと思う。

その根本の法則。それを感得することが、大事ではないかと思う。

非常に言葉では、表現しづらいが、宿命をのりこえ、宿命に打ち勝ち、宿命を幸福へのバネにした人は、そうした根本の法則というものをつかみ、みずからの人生を、波頭をのりこえているように思う。

それは、もはや、科学、医学の物質的アプローチから入るというよりも、精神的、生命的、宗教的アプローチから入ることにより、その実存の法則をつかみえることができるのではないだろうか。

「生と死の瞬間」

私はこの瞬間のなかに、過去のすべてが含まれ、未来のすべてが含まれていると思う。

永遠といっても、この時間のつみ重ねであり、この瞬間のなかにすべてがあるように思う。

あまりにも短かいこの瞬間。この時間をどう生命的にその人がとらえたか、その時間によって、その人の人生は〝暗〟にもなり〝明〟にもなる。

人生は、時間のドラマのように思う。その時間のなかに、常に生の因も、死の因も含まれている。

生へ生へと、どう力強くきりひらいていくか、まさにその人自身の生命力ではないだろうか。

人生に勝利することは、時間のドラマに勝利することである。

時間のドラマに破れる人は、人生のドラマに、破れる因を積むことになる。

瞬間、私はたった二字の言葉のなかに、その人の人生をみるように、今日も、診療をつづけている。

この時間の課題は、今後さまざまな瞬間に出会う私にとって、生涯の課題となろう。

私は、医師として、臨床にたつこと、十四年。この時間のなかにおこるドラマに、今日もメスをもち、その人の生の展開をひたすらねがいつつ、みずからの、時間にかける一念を大切にしながら、生きつづける。

生きることの意味を、あまりにも深く、あまりにも尊く、あまりにも希望にみちたものであることをかみしめながら……。

第四章　私の信心二十年のあゆみ

私の入信は昭和三十五年五月五日です。

両親は私が中学生だった頃より信心していましたが、私はまったく無関心で、何だか変なことをはじめたなという位でした。

ところが、大学受験を控えた一月頃、母が朝に晩に必死に唱える題目が、とても気になりだしました。そんなある日、受験勉強中のとなりの部屋でひらかれている座談会のなかで、母がこの御本尊は絶対に願いがかなうと力強い声で話しているのをもれきき、思わず聞き耳をたてると「私は、こどもが希望の大学に入れるよう題目をあげています」との母の声が更に続きます。それを聞いているうちにこの信心には何かあると感じました。

高校の担任は、医学部を希望していた私に、国公立はムリだから浪人を覚悟するようにいいます。が、浪人を覚悟で千葉大、横浜市大、東京医科歯科大を受験しました。

横浜市大受験の第一日目、家を出ようとした時、仏間に誰もいないのをみすまして、御本尊様の前に手を合せ、「合格したら必ず信心しますから合格させて下さい」とお願いし、題目を三唱して家を出ました。

苦手だった数学の試験は五題ともみな解くことができました。これで絶対に合格するとの確信が涌いて、嬉しくて、発表が待ち遠しくてたまりませんでした。

横浜市大医学部と東京医科歯科大歯学部の二校合格し、どちらにしようかと考えた末、市大に入学しました。

入学後、自分から入信したいと言いだせなくて困っている時、女子部の人がきてくれ、五月五日、御授戒を受けました。

入信後は、毎週開かれていた日曜教学の渡部学生部長の講義がとても楽しみで、せっせと通いました。そんな時、講義の中で、学生部長が、勤行の重要性を話され、「この中で勤行していない人はいないな？」とギョロリとにらまれ、「あっ、私のことだ」と身が縮まる思いでした。それから勤行をかかさずやるようになりました。秋、学生部の文化祭で、池田先生にはじめてお会いし、「しっかり、がんばりなさい」との激励を受けました。

班長、G長と役職があがるにつれ、学会活動がとても楽しくてたまりませんでした。

日曜教学で折伏の大切なことをきいて、級友を座談会に誘ったり、又、ラブレターをもらっても、池田先生の学生部への講演を切りぬいて、このように広宣流布するために、とても忙しくて、おつきあいをしている暇がありませんと返事を出したりしたので、級友の間で、医者になろうというものが、ばかげた信心をしていると評判になりました。毎日とても楽しく、夏休みになると、学生部総会の結集で、汗水たらし、あちこちかけずりまわったのも楽しい思い出です。

卒業間近の頃より、インターン闘争がはげしくなり、インターンボイコットが決定されました。米軍病院でのインターンを希望していた私は級友の強い反対の中、他の四人の友と米軍病院インターン採用試験を受験しました。そして、私一人だけが不合格となり、何で私だけがとションボリ帰る電車の中で、あんなに題目をあげていたのにどうしてとふと御本尊様を疑う心がおきました。その時、「良きにつけ、悪しきにつけ、法華経を捨つるは地獄の業なるべし」との御金言が思い出され、御本尊を疑ってはいけないと思ったとたん、胸の中が、パアーと明るくひらくような感じがしました。あの瞬間が、私の転機になったように思います。

インターン及国家試験ボイコットのため、一年間の大学病院の自主研修を終え、整形外科に入局しました。仕事が忙しくなるにつれ、信心が少しおろそかになり、教授試験に失敗しました。その頃、聖教新聞より「幸せの素顔」というタイトルで取材に来ました。その時に来た記者が現在の主人です。

一年後、主人との結婚話がもち上がり、この人とならば、広布のために、共に戦えると信じ、結婚を決意しました。

主人は、副学生部長の役職もあり、聖教新聞記者として多忙な毎日でした。何となく、甘い新婚生活を夢みていた私は、時にはいらいらしたり、たまには休みをとって、どこかへつれていってもらいたいと主人を困らせました。今考えると私の枠の中へ主人をおさめようという気持があったようでした。

職場も、肢体不自由児施設に出張を命ぜられ、暇ができるようになりましたが、信心の方はマンネリに陥ってしまいました。そんな折、沖縄支局長に抜擢された主人を羽田へ送って一週後流産してしまいました。悲しくてたまらず、御本尊へ謗法のおわびをすると共に、女性にあてた御書を全部読みきりました。その十二月、教授試験に合格しました。主人も私も、兄や姉を幼ない時に失くしているので、第一子をなくすという宿命を持っていて、それが宿命転換されたのだと思います。

一年後には、無事に長女が生まれ、職場も一般病院に変ったため、忙しくなりましたが、毎日とても楽しく仕事ができました。学会活動の方も婦人部になり、今までとは違った悩みを持つ人にぶつかり、いろいろ勉強させられることが多くなりました。

三年後に第二子を出産し、こども達を広布の人材に育てるため、退職し、育児に専念しました。主人が北区長の任命を受け、北区へ越すようになりましたが、今までは、実家にいたので、母が何かとやっていてくれたのが何もかも自分でやらなくてはいけなくなり、本当に大変でした。小さいこども二人をつれての学会活動もなかなか思うようにいかず、今さらながら、こうして闘ってきた婦人部というのはすごいんだなと痛感いたしました。

主人には、ことあるごとに「地面に這いつくばるような信心をしろ、温室の中で甘えてきたから、もっともっと苦労をしなくてはいけない。医者が患者を指導するようにブロックの人に接してはいけない。頭で考えすぎるからいけない、体で動け」といわれ、もっと学会活動を熱心にするようにいわれます。

仕事の方は主人の母の応援をえて、週二回パート医に従事しています。こども達が大きくなって、手が離れたら、もっと仕事をふやし、医師としても、みがきをかけなければと思っております。

昨年七月、大B担の任命を受け、責任も重くなりました。御本尊に向っても、自分のことばかり願っていた私が、他人のことも願えるようになり、仲の良い大Bを築こうとがんばっております。職場にあっては、今まで患者の病気のことばかりにとらわれていたのが、その人の環境とか生活状況にまで、気がまわるようになり、ある時など、創価学会の信心をすすめられるが、どうしようかなどの相談を受け、「是非とも信心をしなさい」と話をし、入信を決意させる時もありました。又、いつも聖教新聞を持って診察に来る患者さんに自分も創価学会員であることを話し、激励しました。その方はバージャー氏病（血行障害）で、足関節からの切断を別の医師からすすめられ、何とか切らないで治したいというのです。診療が終るまで待ってもらって、病院の待合室で、北区のSさんがバージャー氏病を克服した体験などを話し、唱題第一に、御本尊に謗法のおわびと、広布へ何としても役立たせてほしいとの題目をあげるように話しました。その結果、足首からの切断をいわれたのが、足指の切断だけで、すむようになりました。

御書に、「命と申す物は一身第一の珍宝なり一日なりとも、これを延るならば千万両の金にもすぎたり」又、「一日の命は三千界の財にもすぎて候なり」とあります。一日一日健康で生きていられることを感謝するとともに、命を延べる手伝いのできる医師としての職業に誇りを持ちました。

主人は多忙な日を送っていますが、妻として、できるかぎり応援し、内助の功を尽くしてゆきたいと思います。又、二児の母として、広宣流布の大人材に育てようと、こどもを一個の人格として尊重しようと心がけておりますが、ついヒステリックにおこってしまったり、親のエゴにこどもを合わせてみたり、なかなか思うような子育てができませんが、これも題目をあげて、立派な人材に育ててゆく決意です。

池田先生は、「新しい医学への示唆として慈悲の医学を提言しておきたい。苦を抜き、楽を与える——この簡単な言葉の中に、生命の先としての医学の役権があると信ずるからである」といわれている。

信心をやりぬいて、慈悲の医学を実践できる医師に成長していく次第です。

第五章　健康と人生

◆健康プラスノート『腱鞘炎について』

Q　腱鞘炎ってどんな病気ですか？
A　腱を覆う鞘に炎症が起こる病気です。

腱鞘炎とは、腱鞘に起こる炎症の総称です。腱鞘とは、文字のとおり、腱の鞘のこと。腱というのは、筋肉から伸びている筋をいいます。骨にくっつき、骨と一緒に指や手、足など、各部位を動かす働きをしているのですが、むき出しだと動かしづらいし骨から浮き上がってしまいそうですね。それを、鞘が覆って骨に固定させ、動きやすいようにしているのです。腱鞘は腱の働きをスムーズにさせるトンネルのようなものだと考えればいいでしょう。

腱鞘炎は、そのトンネルに炎症が起こる病気です。炎症が起こると腱鞘が腫れてトンネルの内径が狭くなり、通りにくくなったり通すときに痛みが走ったりします。

手指に起こりやすく、ごくありふれた病気であることや、放っておいても生命にかかわる危険がないことなどから軽く考える人も多いようです。でも腱鞘は腱や筋肉を覆う膜とくっつき、その膜を通して全身がつながっています。悪化させると炎症部位が手先だけにとどまらず、腕や肩などに広がることも。もともとは腱鞘炎だったのに、肩全体が痛むようになったという患者さんもみられます。こうなると生活に大きな支障をきたします。
指先だけの問題と考えず、早めに対処する必要がありますね。

Q　どんな種類があるんですか?

A　ドゥケルバン病とバネ指が多いです。

腱鞘炎にもいくつかの種類がありますが、大多数を占めるのが、母指狭窄性腱鞘炎（ドゥケルバン病）と、弾発指（バネ指）ですので、この二つを中心に説明していきましょう。

ドゥケルバン病は、長母指外転筋と短母指伸腱筋という、手首の親指側を走る腱の腱鞘が炎症を起こす病気。何かをつかんだ状態で、手を小指側に回転させたときなどに痛んだり、動かしづらさを感じたり、引っかかったような感じがするといった症状が現れます。

バネ指は、指の付け根にある関節あたり（手のひら側）の腱鞘に痛みや動かしづらさを覚えるもの。この関節の手のひら側には指を曲げるための腱が通っています。その腱が、炎症により狭くなった腱鞘の中を通る際に引っかかり、曲げた指が伸ばしにくくなるのです。無理に伸ばそうとすると、カクンとバネ仕掛けで弾かれたように伸びるのでこの名前がついています。親指の付け根がもっとも起こりやすいのですが、他の指や関節でも起こり、悪化すると自力では伸ばせないようになります。

Q　何が原因ですか？

A　指の使い過ぎが多いですが原因不明のものもあります。

原因はいずれも指や手の使い過ぎがあげられます。特定の指や腱を使う動作をくり返していると、その部分の腱鞘に摩擦や圧迫などの負担が加わり、炎症を引き起こすわけです。昔のタイピストや美容師のように、指先を酷使する人に多く見られるのはそのためです。急に慣れない動作を続けたときも起こります。

ただし、原因の特定できないケースも多いもの。「そんなに手を使っていない」「心当たりがない」という声もよく聞かれます。

腱鞘炎は一対六～七といった割合で女性に多い病気で、なかでも中高年に多くみられます。その理由としてははっきりした要因は特定されていませんが、ホルモンの影響や体の構造上の違いが考えられています。女性のほうが炎症を招く動作をしやすいという理由も考えられますが、動かすことの少ない薬指に発症するケースもあることから、体質によると考えられます。

Q　痛みが出たらどうするの？

A　応急処置をしても痛むなら病院へ。

手先を使うときに痛みや動かしにくさを感じたような場合、できれば早めに整形外科を受診したいもの。ただ、なかなかすぐには時間がとれないといった方も多いかもしれません。その場合は、まず家庭で応急処置をし、様子をみてもいいでしょう。患部を触ってみて熱があるなら冷やすこと、熱がないようなら温めることが基本です。洗面器にお湯をはって痛む手などを浸してもいいでしょう。お風呂でゆっくり温めるのもいいですね。血行が改善され、炎症と痛みが緩和されます。

こうして様子をみて、一週間から十日ほどたっても症状が続くようなら、整形外科を受診しましょう。

悪化するほど治りにくくなりますのでこれ以上先延ばしにせず、必ず受診していただきたいものです。なかにはバネ指がひどくて着替えも困難だとか、腫れた腱鞘と腱が癒着して力を入れても動かないといったような状態になってから受診される方もおられます。こうなると後述するように手術が必要になるなど、治療が困難になります。軽く考えず、ぜひ早めに受診しましょう。

病院では、問診と触診で診断がつきます。痛む部位を触ってみると、コリコリしたり、泡のようなブチブチした触感があるので、すぐにわかります。ただし、ガングリオン（腫瘤）や関節リウマチなど、別の疾患が原因である可能性もあるので、痛みの出方などを詳しく調べ、慎重に診断をつけます。

＊手や腕を動かした際、肘から手首にかけて生じる痛みを腱鞘炎と認識している人もいるようですが、この多くはテニス肘、あるいはゴルフ肘などと呼ばれる筋肉や腱の炎症で、腱鞘炎とは違う疾患です。このように、腱鞘炎と間違いやすい手の病気は多くあります。なかには放置しておいても自然治癒がのぞめないものも。早い段階で専門医の正しい診断を仰ぐことが大切なのです。

Q　治療はどう進めるのですか？

A　患部を安静にしつつ症状を取り除きます。

治療の基本は、腱鞘にさらなる負担をかけないよう、患部を固定し安静を図ること。ただし、まったく手を使わないというのは難しいので、テープや装具などで固定し、動きを最小限にとどめることになります。それと並行し、症状に応じて消炎鎮痛剤の内服薬やステロイド剤の注射などを用います。また、電気をあてて血行をよくする温熱療法も行われます。

それでも症状が治まらなくて日常生活が不便だという場合や、腱と腱鞘の癒着が見られるような重症の場合は、やはり手術をすることになります。手術は腫れあがった腱鞘を切って開放するというもの。局所麻酔で行われるかんたんな手術で、炎症部位を切り取るので、症状はまったくなくなります。ただやはり傷跡が残るし体への負担があるため、気軽に行えるものではありません。

Q　日常での予防や対策は？

A　手指に負担をかける動作を避けること。

日常生活での注意点としては、「手や指を酷使する動作を避けること」に尽きます。仕事で決まった指を酷使している、一定の動きをくり返しているなどということはありませんか。原因を特定できないことも多くありますが、腱鞘炎を起こした人は、気づかないうちに手を酷使したり負担をかけたりしていることがあるものです。たとえば切れない包丁を使っていて料理のたびに手首に力を入れているとか、包丁の持ち方にクセがあって負担をかけているなど。一度、自分の生活動作を振り返ってみるのもいいでしょう。自分のクセを知って、同じ動作をしないよう心がけることが大切。

負担のかかる部位がわかっている人は、作業前に軽く動かして患部をほぐすのもいいでしょう。

腱鞘炎は足にも起こりますが、大半は手に起こります。手は日常生活を支える大切な器官。不調を感じたら「このくらいは大したことない」などと考えず、きちんと対処することが大切なのです。

◆ぎっくり腰

ぎっくり腰は、ある日突然襲うものではありません。長年の悪い姿勢や運動不足、慢性疲労や隠れたヘルニアなどさまざまな要因が絡んでいます。安易に考えず必ず病院を受診しましょう。

Q1　ぎっくり腰はどのような病気ですか。なぜ、起きるのですか。

ぎっくり腰は「急性腰痛症」のひとつで、腰の捻挫ととらえていいでしょう。重い荷物を持ち上げようとした時や、不意に体をひねった瞬間、腰に「ギクッ！」とした激痛が走り、痛みのためにその場にうずくまってしまう。それらを総称して、ぎっくり腰と呼んでいます。

ひどいケースになると、立ち上がることもできず、数日間寝たままの状態になります。ドイツ語では「魔女の一撃」と呼ばれ、恐れられています。

一見すると、ぎっくり腰は偶発的に起きるように思われがちですが、なにかしらの原因・背景が必ずあります。普段から姿勢が悪かったり、仕事で長時間座ったままの状態が続き慢性的に腰に負担がかかっていたり、疲労やストレスが蓄積して体が重かったり、隠れた椎間板ヘルニアがあったり、運動不足だったり、原因はさまざまです。

そうした意味では、ぎっくり腰は生活習慣病といってもいいでしょう。誤った姿勢を正し、適度に運動をするなど、生活習慣を改めないと何度でもぎっくり腰で痛い思いをすることになります。

Q2　ぎっくり腰になりました。すぐに病院に行った方がいいですか。

ぎっくり腰の治療は、安静にすることが基本です。痛みが激しい時に無理に体を動かすと、症状が悪化することもあります。診察は、二〜三日して、痛みが和らいでからでも十分です。

休日に自宅でぎっくり腰になった場合は、市販の痛み止めの薬を服用し、寝ることが一番です。ぎっくり腰は、一方向に必ず楽な姿勢があります。その方向を見つけたら、枕や座布団などで体を支え、安静に過ごします。患部が熱を持っているときは、冷感湿布などで冷やし、入浴も控えます。熱がなければ湿布剤は、冷感でも温感でも気持ちの良い方を使って結構です。たいていの痛みは、一週間位でおさまります。

Q3　三日で痛みが和らいだので、病院に行かなかったところ、数ヵ月後に再びぎっくり腰になってしまいました。

ぎっくり腰の原因に、誤った生活習慣があることは先に述べた通りです。また、ヘルニアが潜んでいたり、椎間関節が亜脱臼を起こしている場合もあるので、必ず病院で受診しましょう。病院では、痛みや炎症を和らげる治療と併せて、ぎっくり腰をもたらしている原因を見極め、生活指導や治療を行ないます。

Q4　ぎっくり腰を防ぐ心構えを教えてください。

椅子に座る時は、深く腰をかけ、足は組まないこと。腰が沈むような柔らかいベッドは避けること。また、食事をしながらテレビを観る習慣のある人は、顔だけをテレビの方に向けて観る癖がついてしまうことがあります。テレビは正面から観るなど、常に正しい姿勢を保ちましょう。加えて腰痛体操などで腹筋や背筋を鍛えましょう。

荷物を持ち上げたり、物を拾うなどの日常の動作にも気をつけましょう。ぎっくり腰の多くは、筋肉が脳からの指令を受けて、万全の準備態勢を整えようとする前に起きています。朝起きる時は、一呼吸おいてから体を横にし、静かに体を起こすようにします。重い荷物を持つ時は、両膝を曲げ、荷物の近くに体を近づけてから持ち上げるようにすると、腰への負担が軽減されます。

◆はつらつ健康セミナー「腰痛・肩こり」

「腰痛は人間の宿命」

腰痛は、四足歩行から二足歩行に進化した人間にとっては宿命ともいえる病気です。それを悪化させるのが日常のちょっとした習慣や体に合わない家具です。うつぶせ寝やあぐら、横座り、女性だとハイヒールで長時間歩いたりするのは、腰に大きな負担をかけることになります。また〝腰痛にはせんべい布団〟といわれますが、ふかふかのソファやベッドは大敵です。

腰痛の最大の予防法は、正しい姿勢を心がけることに尽きますが、気がつけば背中がまるまっているという人も多いでしょう。楽な姿勢と正しい姿勢は違うのです。

正しい姿勢を維持するためには、背骨を支える腹筋・背筋が大切です。これらの筋力は、日常生活のなかで衰えてしまうものです。ですから、日頃から意識して腹筋・背筋を鍛えておく必要があります。姿勢を矯正するために手軽にできることとして、リュックサックを背負うことがあります。荷物を背負うことで背筋がすっと伸びるのです。

またイスに座るときは、おへその下（丹田）に力を入れて背筋を伸ばし、内股に軽く力を入れている状態、ちょうど乗馬の姿勢が腰にはいいようです。

痛みがひどくなって治療を受けるときに注意すべきなのは、腰痛の原因はさまざまであるという点です。まずは整形外科で診断を受けるようにして下さい。例えば圧迫骨折からくる腰痛はマッサージや整体によってかえって悪化するおそれがありますし、内臓の病気やガンが原因で腰痛になることもあります。

「腰痛予防の五つのポイント」

ポイント1・できるだけ歩くこと

腰痛予防のためにとくに新しいスポーツを始める必要はありません。歩くのが最高の運動になるのです。歩くという動作は全身のたくさんの筋肉を使い、とてもよい運動になります。まずはエスカレーターやエレベーターを使わず、バス停の一つか二つは歩くことから始めましょう。

ポイント2・栄養を十分に

毎日の食卓ではバランスのよい食事をこころがけたいもの。とくに骨を丈夫にするカルシウムが多く含まれる小魚、牛乳、緑の多い野菜、海藻、チーズ、ヨーグルトなどです。またタンパク質も大切で、豚肉、牛肉、鶏肉、魚類、鶏卵、大豆製品などに多く含まれています。

ポイント3・姿勢を正しく

よい姿勢とは、お腹を引き締め、背筋を伸ばしたもの。気をつけのような緊張しすぎた姿勢や猫背は腰痛のもとになります。

座ったときに、腰、ひざ、足首の角度が直角よりほんの少し上になるくらいが目安です。立ち仕事の場合はできるだけ同じ姿勢をとらないで、片足を時々低い台の上にあげたりするとよいでしょう。

ポイント4・ふとんは固めがよい

寝ていても姿勢が悪ければ腰痛の原因になります。理想的なのは、仰向けで背筋が無理なく一直線になるもので、次に横向きでひざを軽く曲げるもの。うつぶせはタブーです。ふとんも大切で、体が沈み込むようなふかふかのものはよくなく、逆に固すぎてもいけません。おしりが少し沈むのが理想的なふとんです。

ポイント5・無理のない靴選び

靴は見た目で選ばず足にピッタリ合ったものを選びましょう。足に合わない靴は姿勢が不安定になり、腰痛のもとになります。靴選びのときは必ず両足に履いて、店内を歩いてみます。靴のつま先に足指の開く余裕があり、底が足のカーブに合っている、甲やかかとに当たらないこと、などが大事です。

「肩こりからの痛み」

日常の姿勢から起こる痛みという点では肩こりも同じです。ストレスからくる精神性の肩こりもあります。外にもちょっとしたこと、例えば会社のパソコンのディスプレイが正面に備えられていないために、いつも顔を左側に向けて仕事をしていることが原因で、深刻な肩こりに悩まされたという人もいました。

同じ姿勢を長く続けるのではなく、時折、伸びや肩の上げ下げをするだけで、こり方が違います。精神的な原因で起こる肩こりも何がストレスなのか見極めるだけで変わってきます。

「骨粗しょう症にも」

最後に、若い時期から注意しておきたいのが骨粗しょう症です。骨がスカスカになる病気です。これになると簡単に背骨の圧迫骨折を起こしてしまいます。

お年寄りの病気と思いがちですが、無理なダイエットを重ねた女性など若い人でもなる場合があります。カルシウムを含んだバランスのとれた食事、適度な運動、そして日光にあたることを心がけてください。

◆三分間で疲れをとる！　ストレッチ体操

からだを動かすとなぜいいのですか？

私たちは生きているかぎり、毎日からだを動かします。歩いたり、ものを食べたり、おしゃべりしたり。からだのどこかの筋肉が、たえず動いているはずです。

この日常のからだの働きを、身体活動量といっていますが、身体活動量の多いことが、健康の維持と増進にたいへん重要だということが、最近の医学上の調査でわかってきました。わかりやすくいえば、からだは動かしたほうがいいということです。

からだを動かすと、血液の流れがよくなり、血液を固まりにくくしたり、血液自体をきれいなものに変えたりと、いいことずくめなのです。

からだを動かさないと、からだに食物として入ってきたものが、体内で燃焼されずに残ってしまって、肥満とか、糖尿病とか高血圧症といったいわゆる成人病、あるいは骨粗しょう症にかかりやすくなります。とくに、体内で燃焼させる力、つまり体力が衰えはじめる三十歳からは、この傾向が高まります。

食べすぎで動かないことによって起こった成人病の治療には、からだを動かすこと、つまり体操や運動が治療になってくるのです。

ストレス解消にも体操や運動が効果を

私たちのまわりには、ストレスが溢れています。社会生活を送るということは、ストレスのなかで生きることにほかなりません。ストレスがたまってくると、からだがいろいろな症状を見せてきます。

筋肉の硬化による疲労、内臓脂肪の増加、ガンを防ぐインスリン抵抗性の悪化、そして動脈硬化など。なにひとついいことがありません。

ところが、からだを動かすことは、このストレス解消にきわめて効果的です。からだを動かせば体温が上昇して、精神を落着かせたり、運動のあとの筋肉の弛緩が緊張感を解放したり、神経に作用するホルモンの働きを高めて、情緒を安定させたりと、いろいろな効果を発揮してくれるからです。

どんな運動がいいの？　ストレッチ体操のすすめ

でも、からだを動かすこと、つまり運動や体操だったら、なんでもいいのでしょうか？

いいえ、人にはそれぞれ固有の体力がありますから、だれでもがはげしいスポーツができるわけではありませんし、どこでもスポーツができるわけでもありません。

そこで、最近注目されてきているのがストレッチ体繰です。

ストレッチとは英語で〈伸ばす〉という意味で、からだの筋肉や腱を伸ばす運動をストレッチングといいます。あ、柔軟体操のことか、といった声が聞こえてきそうですが、柔軟体操とは違います。

柔軟体操が、反動をつけたり、人に押してもらったりして行うのにたいして、ストレッチ体操では、あくまでも自分の力で、自分の体力に可能なかぎり、ゆっくりと時間をかけて、筋肉や腱を伸ばしていきます。筋肉に、〈力を入れて強制しない〉〈痛くしない〉ことがポイントです。

もともとがスポーツや運動（エクササイズ）の準備運動だったのが、時代の要請をうけて独立したのです。

だれでも、どこでも、いつでもできる運動、ストレッチ体操。ぜひ試してみてください。

◆健康のために！　「魚と野菜は足りていますか？」

●健康と人生

人間、誰でも生老病死はつきもので、いつかは必ず死にます。それまでの間、いかに健康で楽しく人生を送れるかどうかだと思っています。

では死はどのように訪れてくるのでしょうか。

●日本人の死亡

一位…ガン　二位…心臓病（心筋梗塞など）　三位…脳疾患（脳梗塞、脳卒中など）

近年、ガンはどんどん増えつつあります。

ガンは毎日どんな生活を送るかと環境因子が最大のポイントとも言われており、特にガン予防に効果のある食生活が明らかになっています。

アメリカで研究されたガン予防の十五ヶ条というのがあります。それについて書いてゆきたいと思います。

①植物性食品を基準としていろいろな食物を食べる。野菜、果物、豆類、玄米や胚芽米などバランスよく摂る

②正常体重の維持
　低体重や過体重を避ける
③運動を続ける
　少なくとも三十分以上の散歩をする
④野菜、果物を豊富に摂る
⑤白い砂糖の使用をおさえ、豆、根芋をとる
⑥アルコールは少なめに
⑦肉は少なめにできれば魚を摂る
⑧総脂肪や油をおさえる
⑨食塩を減らす
⑩カビの生えたものは食べない
⑪保存は低温で腐りやすいものは冷蔵庫に入れる
⑫食品添加物、農薬残留に注意が必要
⑬黒コゲのものは食べない
⑭栄養補助剤に頼らない
⑮タバコは吸わない

　その他にガン予防の必須項目は、絶えず前向きの人生を送ること。睡眠も大切で七〜八時間寝る人が一番長寿と言われています。

　健康を保つには体も心も健康でなくてはなりません。心を鍛えるために色々な人との交流が大事だと思います。笑う門に福きたると言いますが、毎日笑顔で過ごすことが健康の為だと思います。

　毎日にこにこ、美味しいものを食べて、健康で長生きしてください。

美味しく賢く「お魚講座」

■DHA（ドコサヘキサエン酸）

脳細胞を活性化させ、視力を高め血液を浄化、アレルギー症などの体質転換を促すなど驚くほど様々な効能があります。

●マグロ

■EPA（エイコサペンタエン酸）

体内の血を固まりにくくして、脳血栓や心筋梗塞を予防します。

●イワシ　●サバ　●サンマ

■フコイダン

肝機能を改善したり、血圧の上昇を抑える効果があります。

また、ガンの予防にも役立つと言われています。

●コンブ　●ワカメ　●モズク

■カルシウム

骨・歯をつくる。イライラストレスを解消。骨粗鬆症を防ぐ。

●小魚類　●アジ　●アナゴ　●イワシ

■タンパク質

若返りに効果あり！

身体の成長・維持に役立つ。代謝を盛んにし身体に活力を与える。

●カツオ　●サバ　●サンマ　●ブリ

■ビタミン類

毎日健康！

身体の機能を調整する。

●海草類　●魚の内臓部分

■鉄分

女性にうれしい！

血液をつくる。臓器の働きを正常に保つ。貧血を防ぐ。

●イワシ　●サバ　●ヒジキ

上梓に寄せて

「幸せの素顔」

このタイトルは、私がまだかけだしの新聞記者をしているとき、初めて妻、勝子を取材した時のもの。横浜港湾病院で会った。

彼女は、横浜市立大学医学部を卒業して、医師となったばかり。白衣につつまれ、さっそうと現われた。

希望に燃えているんだな、その姿に心を打たれた。そのせいか記事の書き出しは「白ゆりの花のように」となっている。

この時の出会いが縁となり結婚。二人の子に恵まれ、温かい家庭を築いてきた。

昭和五十七年、北区滝野川に、妻が整形外科を開業。その間、医学博士となり、北区医師会や東京女医会の役員をつとめるなど、地域医療に力を注ぐなど活躍。町会の方をはじめ多くの地域の人に親われてきた。

その間、私が昭和六十年、東京都議会議員に。五期二十年、地域のため、東京の未来のために走りに走り抜いてきた。

「内助の功」という言葉があるが、開業して忙しい中、ただひたすらに私を支えてくれた。本当に苦労をかけたと感謝の気持で、私も妻の開業を陰で支えてきた。まさに夫唱婦随。

最期の言葉は、声を振り絞るように大きな声で「パパ愛しているよ」

私は抱擁して「勝子、大好きだよ」

一瞬、時がとまったように思えた。

妻・勝子をおくって、少しずつ遺品の整理をしている。二人で旅をした時の写真や家族で出かけた時の写真とともに「生と死の瞬間」との文章や講演会の時の原稿があった。

いつも講演会では「健康のために、魚と野菜は足りていますか」と語りかけていた。

今日、私があるのは、妻のおかげとただただ感謝、感謝の日々。

「愛は限りなく永遠に」というのが今の気持ちである。

妻が恩師池田大作先生からいただいた句がある。

「ありがたき　名医がありて　日々健康」

私もいよいよ人生の総仕上げの時に入った。妻・勝子の想いを大切に「余生堂々」と一日一日を大切に、夕日が西の空を真っ赤に照らすように、おのが使命をはたしてまいりたい。

本書の出版にあたり、文芸社の砂川正臣氏・前田洋秋氏はじめお世話になった皆さんに心より感謝。

令和五年六月　　大木田　守

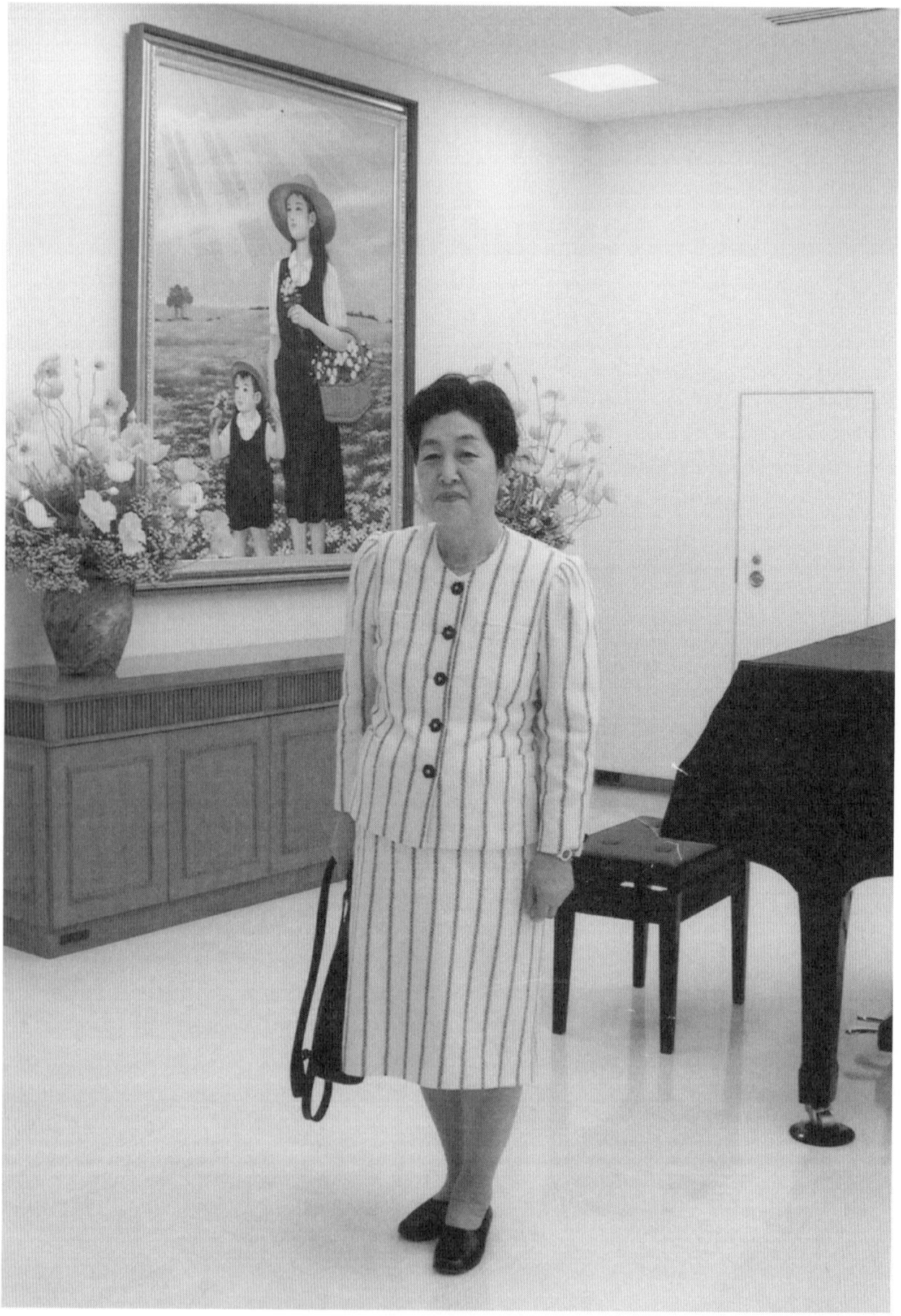

著者プロフィール

大木田 勝子（おおきだ かつこ）

昭和41年横浜市立大学医学部卒業
医学博士・産業医
日本医師会認定スポーツ医
日本整形外科学会認定スポーツドクター
日本整形外科学会認定医
リューマチ学会登録医
医療法人大木田会・大木田整形外科理事長
東京・北区医師会理事
東京女性医師会役員
創価文化賞受賞

生と死の瞬間 慈悲の医学に生きる

2023年9月15日　初版第1刷発行

著　者　大木田 勝子
発行者　瓜谷 綱延
発行所　株式会社文芸社
〒160-0022　東京都新宿区新宿1－10－1
電話　03-5369-3060（代表）
03-5369-2299（販売）

印刷所　株式会社フクイン

ISBN978-4-286-24417-4